DE L'ENSEIGNEMENT CLINIQUE

DANS

LES HOPITAUX

PROPOSITION

DÉVELOPPÉE ET SOUTENUE A LA SOCIÉTÉ MÉDICALE
DU PANTHÉON,

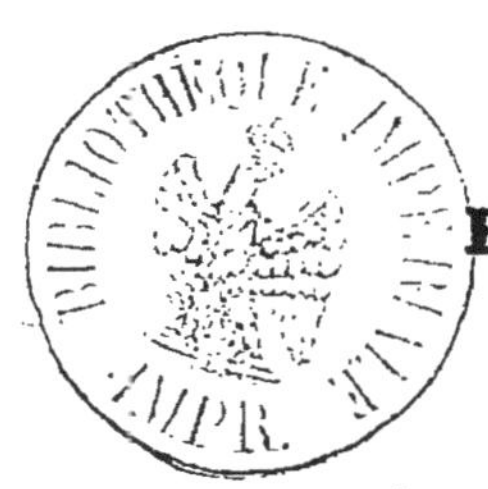

PAR M. DELASIAUVE,

Médecin de l'hospice de Bicêtre.

Extrait du journal le *Siècle*, 17 septembre, 3 et 7 octobre 1858.

PARIS

CHEZ VICTOR MASSON, LIBRAIRE,
PLACE DE L'ÉCOLE-DE-MÉDECINE,
ET DANS LES LIBRAIRIES MÉDICALES.

1858

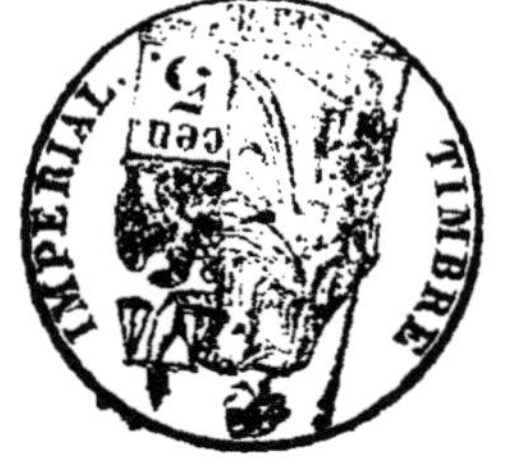

DANS LES HOPITAUX

Messieurs,

Tout ce qui touche au progrès médical a droit à notre intérêt. J'aurais pourtant hésité à porter devant vous la question présente si votre honorable secrétaire général ne m'eût rassuré sur la crainte de risquer une diversion insolite à vos travaux habituels.

Permettez-moi d'abord quelques considérations rétrospectives. Ma thèse ne sera point improvisée. Il y a longtemps qu'édifié sur les imperfections de nos institutions médicales, j'ai conçu le désir d'en poursuivre la réforme. Tel fut l'objet d'un livre que j'ai publié en 1843 sous ce titre : *De l'Organisation médicale en France, sous le triple rapport de l'enseignement, de l'exercice et des établissements de bienfaisance.*

Toute idée un peu large court risque de rencontrer sur sa route la prévention ou les intérêts. Accueilli favorablement par quelques organes de la presse, notre livre n'obtint pas de tous la même justice. Ici se manifestèrent des défiances, là de sournoises hostilités. On le frappa par l'arme la plus perfide : le silence. Qu'avait-il donc d'effrayant ? Un radicalisme plus apparent que réel. Mieux compris, on aurait jugé qu'il ne menaçait personne. La préface et les conclusions étaient à cet égard très-explicites. Mais a-t-on pris la peine de les consulter ?

Il ouvre deux perspectives bien distinctes : l'une, offrant l'idéal à atteindre selon les nécessités de la théorie ; l'autre, marquant en quelque sorte les étapes à parcourir et subordonnant les changements aux mœurs, aux conditions pratiques, à la possibilité. Nous illuminions la voie afin d'éclairer la marche, mais sans vouloir la précipiter. La preuve en est dans ce vœu si modeste, par lequel l'œuvre se termine :

« A défaut de talent et d'autorité, disions-nous, l'espoir
» d'être utile nous a soutenu. Heureux, en effet, si, pour
» prix de nos efforts, l'attention bienveillante du pouvoir
» et du public daignait s'arrêter à nos idées ! Heureux sur-
» tout si, *quelques-unes* d'entre elles passant dans l'applica-
» tion, nous pouvions nous flatter d'avoir contribué pour
» notre faible part au bien-être d'une nation qui, après avoir
» étonné le monde par l'éclat de ses conquêtes, mérite de
» le guider aujourd'hui dans la carrière de la liberté et des
» institutions progressives ! »

Le plan dessinait exactement ce double ensemble. Dans un premier chapitre, considérant la fonction médicale comme un sacerdoce, nous en établissions, relativement à l'homme de l'art et à la société, les attributs les plus élevés. Un second chapitre initiait aux particularités de l'état actuel. Du parallèle entre ces deux tableaux découlait naturellement un troisième chapitre où les défectuosités, mises à jour par une critique sévère, saillissaient dans leurs causes et leurs effets. Dans un quatrième et un cinquième, fort des données ainsi obtenues, nous examinions les améliorations antérieurement proposées, et enfin celles ressortant rationnellement de notre étude.

Discuter une mesure n'est ni l'imposer ni l'admettre. Je le répète, dans ce travail je me suis constamment appliqué à distinguer le possible du désirable, *ce qui pouvait être de ce qui devrait être.*

Par son cadre, son étendue, son enchaînement et la nouveauté des horizons, notre publication constituait un traité *ex profosso*, et le premier sur la matière. Cet ouvrage ne tarda pas à porter ses fruits. Dix-huit mois après, sans parler de la position plus digne faite aux agrégés ni des examens accrus soit dans leur nombre, soit dans leur rigueur scientifique, se réunissait le Congrès médical de 1845, dont la conception, comme ultérieurement celle du journal l'*Union médicale*, vint à notre excellent et très-désintéressé confrère, M. Aubert Roche, en rendant compte de nos idées dans une feuille politique.

Vous connaissez, messieurs, les résultats de cette manifestation retentissante. Ses solutions n'eurent ni largeur ni originalité, les arguments même en faveur du seul ordre des docteurs en médecine ayant été d'avance épuisés dans mon livre. Mais elle activa la présentation du projet de loi Salvandy, si fâcheusement suspendu par les événements de février. Non que ce projet atteignît la perfection, tant s'en faut ; mais la suppression des officiers de santé était déjà dans la voie des réformes un pas immense et décisif.

C'est ainsi du moins que j'en considérais les conséquences dans un écrit dont j'ai eu l'honneur de vous faire hommage, et où, recherchant la valeur des diverses propositions ministérielles, j'eus l'occasion de reproduire en les précisant les principaux aperçus du premier travail.

A cette époque et depuis, d'autres vues ont été produites se rapprochant ou s'éloignant des miennes. L'heure serait venue peut-être de rassembler tous ces éléments, de les comparer et d'en tirer, par une discussion approfondie, un programme complet et définitif. Mais une telle tâche serait trop vaste pour vos séances si distantes. Il y a, d'ailleurs, plus d'un terrain que la controverse n'aborderait pas sans péril. Je m'attacherai à un seul point qui, incapable de susciter d'irritants débats, facile même à trancher, me paraît plein des plus belles promesses pour l'avenir médical.

Il s'agit, messieurs, d'une modification à la fois simple et radicale dans l'enseignement des hôpitaux.

L'école de Paris brille au dehors d'un vif éclat. Elle présente à l'admiration des musées splendides, de vastes bibliothèques, d'opulents laboratoires, de beaux amphithéâtres de dissection, des chaires nombreuses, d'éminents professeurs. Tant de richesses cependant demeurent en partie stériles. La Faculté est pour ainsi dire nulle comme enseignement. C'est ailleurs, dans les cours privés, dans le labeur isolé, que se forment *incomplétement* les élèves studieux. Le reste, sans frein ni boussole, acquiert au hasard la part de connaissances strictement indispensable pour ne pas échouer dans des épreuves qui, si rigoureuses qu'on les suppose, n'établissent qu'une moyenne de force bien inférieure à celle que procurerait un système mieux entendu.

En signalant ce vice, nous avons montré qu'il suffirait pour y remédier de rendre effective la fonction des agrégés, qui ne sont aujourd'hui que des machines à examen, et qui, préposés dans une organisation nouvelle à la direction des études, établissant des conférences et des concours, sans cesse en communication directe avec les élèves et les aidant de leurs conseils, s'assureraient de leur assiduité, vérifieraient leurs progrès et stimuleraient leur zèle.

Mais c'est surtout le côté clinique dont chacun sent l'incroyable et profonde insuffisance. La destination de l'aspirant en médecine est naturellement de traiter des maladies. Assurément, pas de moyen meilleur pour parvenir à ce résultat que de suivre le plus possible de cas morbides, d'en étudier les symptômes, la marche, en se rendant compte heure par heure de l'opération des remèdes, ainsi que des moindres particularités de leur préparation et de leur administration.

Tel est, en effet, l'idéal qu'on se forme dans le monde

de l'étudiant en médecine. On se le figure consumant sa jeunesse au chevet de la souffrance. Hélas! que de ce tableau la réalité diffère!

La Faculté compte environ 1,200 élèves. Un tiers fré-, quente les cliniques officielles de l'Hôtel-Dieu, de la Charité et de la Pitié. Pareil nombre remplit les cadres de l'internat et de l'externat. Les autres, trop souvent détournés de l'hô= pital par les distractions, acquièrent une science factice à coups de manuels et de dictionnaires.

Ces derniers restent voués à une irrévocable médiocrité. Les deux autres classes elles-mêmes sont loin d'élever leur savoir pratique à la hauteur des conditions propices dont elles sembleraient pouvoir profiter. Qu'importe la fertilité native d'un champ abandonné sans culture?

Le concours d'élèves qui se pressent aux cliniques préju= dicie à la bonne observation des malades. Aux leçons orales, où la réceptivité est passive, la plupart des notions demeu= rent incertaines et fugaces.

Quant aux élèves des hôpitaux où n'existent point de cours cliniques, livrés à leurs propres inspirations, combien de faits importants, de particularités instructives échappent à leur attention! Beaucoup d'externes, surtout, ne re= cueillent aucun bénéfice des visites, limitant leurs soins à une sorte de métier de manœuvre, à la tenue des cahiers et à quelques opérations de chirurgie ministrante. Nul, du reste, ne s'enquiert des médicaments, de leur mode phar= maceutique, de leurs propriétés physiologiques, de leurs vertus médicales.

Ces remarques critiques sont tellement vraies, que toutes les allocutions prononcées aux distributions annuelles des places d'internat, en signalant amèrement le vide clinique des épreuves, prennent constamment pour textes d'ins= tantes exhortations la nécessité d'étudier les maladies sur les malades, d'en suivre anxieusement les phases et les moindres péripéties.

On conçoit les émotions et le péril d'une telle situation pour le jeune gradué qui, au sortir d'une vie insoucieuse, voit se dresser devant lui les devoirs et les soucis d'une grave responsabilité. Son pied fléchit sur ce sol mouvant; il hésite, il tremble; heureux quand, prévenu à temps par l'instinct, et s'efforçant de combler les lacunes d'une éducation tronquée, il peut éviter des fautes suivies quelquefois de cruelles expiations.

Les ressources pourtant ne font pas défaut. Dans ses neuf à dix grands établissements nosocomiaux, Paris possède des mines dont la routine seule inutilise la valeur. S'ils étaient convertis en centres d'instruction où les élèves seraient répartis et les exercices réglés suivant le mode que nous allons décrire, l'enseignement pratique aurait acquis ce qui lui manque et toucherait de bien près à la perfection.

On classerait aisément la moitié des étudiants dans les hôpitaux du centre; les hôpitaux éloignés recevraient la seconde moitié, proportionnellement à l'importance des services; on ne reconnaîtrait d'autre distinction que celle des années d'études et du mérite déterminant les attributions respectives et la subordination.

La présence et le fonctionnement des élèves, indépendamment des gardes, visites du soir et surveillance des applications thérapeutiques départies à tour de rôle, seraient obligatoires et constatés, le matin, dans les salles, aux cours et aux amphithéâtres. Il y aurait quotidiennement une leçon spéciale sur l'étiologie, le diagnostic, le pronostic et le traitement des cas les plus instructifs. Elle serait faite par les divers chefs de service, qui se partageraient dans ce but les jours de la semaine et harmoniseraient les heures de leurs visites de telle sorte que tous les élèves, sans exception, fussent en mesure d'y assister. A Bicêtre, par exemple, où le service médical forme cinq divisions, le chirurgien en chef pourrait faire deux leçons, le médecin des infirmeries des vieillards en ferait également deux, et les trois médecins des aliénés chacun une.

Pour féconder cet enseignement, toutes les observations seraient soigneusement prises, tâche rendue facile par le nombreux personnel d'élèves divisés *ad hoc* en catégories, ou les moins avancés serviraient d'auxiliaires aux plus experts, et ceux-ci de guides aux premiers. On essayerait d'en rehausser l'analyse par une rédaction claire, méthodique, substantielle, digne en un mot d'être imitée.

Ces observations seraient mises à la disposition commune. Le professeur en appuierait ses démonstrations ; on en ferait des lectures publiques ; les élèves, dont elles faciliteraient l'examen morbide, pourraient prendre copie de celles qu'ils jugeraient importantes et s'en amasser d'utiles collections.

Le même ordre présiderait aux autopsies confiées aux plus habiles ou pratiquées sous leur direction. Ménageant les organes, tout en mettant les lésions en pleine évidence, elles devraient avoir pour témoins, non pas comme aujourd'hui les seuls internes et externes d'une salle, mais bien la totalité des élèves. Au besoin même ne pourrait-on, copiant le dessin des altérations, en multiplier les exemplaires par la presse lithographique?

Chaque cours enfin aurait, complément de cet ensemble, ses conférences et ses prix. Fréquemment interrogés par le maître, participant à de petites discussions habilement choisies, résolvant par écrit des problèmes en rapport avec les matières traitées, les élèves, par cet exercice soutenu, dévoileraient leur capacité et leurs progrès, en élargissant du même coup la double sphère de leur vocation scientifique et de leur action littéraire. Les rangs obtenus fourniraient d'ailleurs un *criterium* plus sûr que les examens eux-mêmes pour l'appréciation des conditions et la collation des grades.

Quelques améliorations accessoires s'ajouteraient utilement à ces réformes. La plus urgente serait une salle d'étude munie d'une bibliothèque dont le fonds, constitué par un ou deux grands dictionnaires, s'augmenterait annuellement sans dépenses notables par l'achat d'éditions à bon marché, les générosités de bienfaiteurs amis du progrès, les dons des auteurs contemporains et l'envoi gratuit de presque toutes les feuilles médicales.

A proximité, dans un cabinet annexe ou même dans un compartiment de la bibliothèque, serait réunie, sous des vitrines, une collection suffisante des appareils les plus indispensables : instruments pour les opérations chirurgicales, les autopsies et les préparations anatomiques ; modèles figuratifs, machines électriques, etc. Le dénûment, à cet égard, d'établissements renfermant parfois vingt-cinq à trente élèves est véritablement incompréhensible. Il en est où le médecin n'a pas à sa disposition les outils nécessaires à l'extraction des dents.

Un carré de jardin serait consacré à la culture des principales plantes botaniques ; et comme la fréquentation de l'officine serait obligatoire pour les élèves, le pharmacien en chef, transformé en professeur, à l'instar des médecins, pourrait comprendre, dans un enseignement élémentaire et pratique, la pharmacie, la chimie et l'histoire naturelle.

Le besoin que nous signalons est depuis longtemps impérieusement senti. Avantage précieux, notamment dans les asiles distants des bibliothèques publiques, des musées, du jardin des Plantes, l'élève se procurerait sur place des ressources variées qui lui épargneraient d'onéreux déplacements. Vivant en quelque sorte au milieu des objets, pouvant à loisir les examiner, les palper, les expérimenter sans cesse, il en acquerrait une connaissance plus exacte ou en ferait un emploi plus intelligent.

Il ne faut qu'une perspicacité médiocre pour entrevoir l'effet de ces moyens combinés ; ce serait une complète métamorphose : l'émulation atteindrait sa plus haute puissance ; l'élève se déshabituerait de ses goûts frivoles ; l'inertie, le vice seraient conjurés.

Qu'on se figure quatre années de cette existence ardemment studieuse, et qu'on se demande si le débutant dans la carrière serait assailli des mêmes doutes et des mêmes craintes. Le sentiment de sa force théorique et pratique lui communiquerait, au contraire, cette légitime assurance et cet aplomb procédant du savoir qui commandent la confiance. On dit le mal contagieux ; mais le bien aussi a son rayonnement. L'accroissement de capacité et de moralité des élèves ne serait pas l'unique résultat de la réorganisation ou plutôt de la création de l'enseignement dans les hôpitaux ; tout s'en ressentirait : la famille, les malades, les chefs de service, l'humanité, la science.

La famille y trouverait au moins quelque garantie contre les funestes entraînements que subit, au sein des grandes villes, une jeunesse inexpérimentée ; le frein du travail, de la discipline et des bons exemples tiendrait lieu du contrôle le plus vigilant. De là une santé meilleure, des études plus rapides, et pour les parents une réduction notable de sacrifices. Il serait aisé même, pour répondre à la juste sollicitude des familles, de leur adresser tous les mois, selon l'usage pratiqué dans les pensionnats et les colléges, des notes sur le zèle et les progrès de leurs enfants.

Tenus de leur côté de s'élever et de se maintenir à la hauteur du professorat, les chefs de service donneraient

plus d'attention aux maladies et se livreraient à d'indispensables recherches. La vocation naissant de cet exercice,
ils s'empresseraient de mettre en œuvre les matériaux sur-
gissant autour d'eux, d'utiliser leurs disciples dans une
collaboration féconde. Quelles facilités nouvelles ouvrirait
ce concours de tant d'ouvriers infatigables pour multiplier
les essais de tout genre, chimiques, microscopiques, phar-
maceutiques, etc., pour alimenter les recueils médicaux et
les sociétés savantes, pour préparer les bases d'une statisti-
que générale. L'éclat qui rehausserait le mérite des maîtres,
diminuant enfin les chances d'inégalité, contribuerait à
décentraliser la haute clientèle.

L'intérêt des malades ne saillit pas moins évidemment.
Pourrait-on porter sur toutes les circonstances de leurs
affections le flambeau d'une minutieuse analyse sans qu'il
en résultât pour le traitement plus de certitude, pour la
personne plus de déférence.

Ce qu'y gagneraient l'humanité et la science, chacun
dans ce qui précède l'a compris. Ajoutons seulement que le
médecin verrait grandir encore son utilité dans la sphère de
la vie pratique. Le beau côté de son rôle est moins peut-
être de guérir les maladies que de les conjurer. Or, son
habitude du travail et son talent d'écrivain le serviraient à
merveille dans cette tâche, soit que, s'adonnant à des in-
vestigations locales, il s'efforçât de féconder son observation
personnelle ; que, consulté par la justice ou l'administration, il projetât la lumière sur des questions ardues de
médecine juridique ou administrative, ou que, dominant
par son ascendant les populations, il devînt le promoteur
des plus salutaires mesures d'hygiène ou d'éducation publique.

L'internat a été constamment environné d'une auréole
brillante. C'est le point de mire des jeunes ambitions sco-

laires, la fortune la plus enviable pour un élève. On se demandera sans doute quelle place notre combinaison assigne à une institution dont les joûtes sont si justement appréciées par le public médical. Cette institution, loin de disparaître, se développe et se perfectionne. Plus l'internat offre à l'étude de facilités, plus on doit souhaiter qu'il se généralise; aussi invoquons-nous le *compelle intrare* universel. L'internat doit cesser d'être un monopole pour devenir le commun patrimoine. Il mourrait, mais pour revivre grandiose, non plus avec ces luttes exclusives et fiévreuses où trop souvent le droit expire sur l'écueil de l'arbitraire, mais avec une émulation paisible, constante, efficace, expansive, et des palmes sûrement réservées aux plus dignes.

Tant d'avantages, messieurs, seraient-ils illusoires? Mon esprit, je l'avoue, s'efforce en vain de découvrir des objections. D'abord, l'ordre présent ne recevrait aucune atteinte essentielle. La Faculté resterait avec son personnel enseignant, ses prérogatives, sa juridiction, et, grâce à la force des élèves, son lustre s'augmenterait loin de s'affaiblir.

Craindrait-on la désertion des cours de l'école? Pas plus qu'aujourd'hui les exercices cliniques, ayant lieu dans la matinée, ne nuiraient à leur fréquentation. L'expérience prouve, d'ailleurs, que la distance n'effraye pas quand les leçons sont attrayantes. Le seul péril est dans l'enseignement lui-même, qui, prenant un essor proportionnel au savoir acquis dans l'hôpital, devrait, au lieu de s'astreindre au terre à terre des détails, revêtir un caractère général et philosophique. Quatre cents jeunes gens rendus à un travail suivi fourniraient une ample recrue d'auditeurs.

Dans toute solution économique la dépense est un argument grave; elle ne saurait ici faire obstacle, quel que soit le projet choisi. Traduite par le mot de casernement, puis par celui d'internement mieux approprié, notre pensée fut, dès l'abord, de créer dans les hospices des quartiers spéciaux pour les élèves astreints par suite, sinon à la discipline du soldat, du moins à l'obligation régulière et stricte de leurs devoirs médicaux.

En supputant à six ou sept millions les sommes nécessaires à ces fondations, un pareil chiffre n'a certes rien d'exorbitant. Les frais d'entretien se trouvant compensés par le prix des pensions, on pourrait procéder à l'exécution sans lourdes charges pour les finances de l'Etat. Nous devons tenir, néanmoins, à dégager la question de cet élément.

La plupart des internes ne sont point logés dans les hôpitaux et n'en remplissent pas moins exactement leurs fonctions; il n'y aurait donc pas nécessité rigoureuse de modifier cette situation pour les nouveaux venus qui, moyennant qu'ils fussent à leur poste aux heures déterminées, vivraient au dehors dans leur indépendance d'hommes majeurs.

On réduirait ainsi considérablement les sacrifices. L'appropriation des salles d'études, bibliothèques, jardins botaniques, etc., l'indemnité des médecins pouvant être évaluée à une soixantaine de mille francs annuels, telles sont en effet les seules dépenses auxquelles il suffirait de pourvoir. Encore de la dernière, la plus lourde, s'exonérerait-on aisément en l'imputant aux familles.

Et, quant à la première, comparativement insignifiante, définitive, transitoire surtout, notre projet fût-il écarté, elle n'en devrait pas moins être décidée comme moyen de combler une lacune flagrante du service médical et de satisfaire à l'impérieux besoin des élèves actuellement attachés aux hôpitaux.

Après ces objections déduites des choses, et dont la gravité s'efface devant l'examen, dois-je en mentionner deux autres tirées des personnes, et que m'ont notamment adressées des membres éminents de la Faculté? Je le ferai par simple acquit de conscience, bien qu'à mes yeux elles n'aient pas même la valeur d'une remarque.

Les chefs de service répugneraient, dit-on, au rôle dont je propose de les investir. Sauf quelques exceptions, tous, au contraire, courraient au-devant d'une tâche qui leur assurerait, avec une tribune et un auditoire, distinction et clientelle. En tout cas, ce devoir facultatif pour les titulaires en fonction se convertirait en une règle absolue pour les candidats futurs au bureau central.

On ajoute : « N'est pas professeur qui veut. » Sans doute; mais on peut transmettre avantageusement sa science sans être un Dupuytren ou un Chomel. Mieux vaut un enseigne-ment médiocre qu'un enseignement nul. On oublie trop, d'ailleurs, que chez la généralité des médecins d'hôpitaux éprouvés par de nombreux concours, le talent d'élocution s'unit à de solides connaissances pratiques.

Ou je m'abuse étrangement, messieurs, ou le plan que j'ai eu l'honneur de vous soumettre n'est point une utopie. Son application, outre des avantages immédiats, incontes-tables, deviendrait le mobile d'une réforme plus complète dont les bienfaits s'étendraient de nos institutions médicales à la société tout entière.

Mes idées auront-elles vos sympathies? Cet assentiment, précieux pour moi, serait du meilleur augure pour elles. Quoi qu'il en soit, j'ai à m'acquitter en terminant d'une obligation bien douce, c'est de vous exprimer combien je suis sensible à votre bienveillante attention. Elle s'est mani-festée déjà en une circonstance récente dont je n'ai point perdu le souvenir. Cette nouvelle preuve, qui caractérise les généreuses tendances de votre société, ajouterait, s'il se pouvait, à ma juste reconnaissance.

II

Une discussion qui remplit trois longues séances suivit la précédente communication. Quelques critiques se mêlèrent à de nombreux assentiments. La réalité du mal avait frappé tous les esprits. Il ne s'éleva de dissidences que sur l'opportunité du remède. MM. de Pietra-Santa, Bourguignon et A. Sanson mirent en outre à profit la circonstance pour exposer, sur le meilleur mode d'enseignement médical, leurs vues particulières. Nous-même, dans une série de réponses, avons défendu nos propositions ou jugé celles de nos honorables confrères. Le champ s'étant agrandi, l'intérêt même du sujet nous porte aujourd'hui à retracer en un court sommaire les principaux aspects d'un débat qui peut ajouter à la puissance de nos raisons et éclairer d'un nouveau jour les résolutions à prendre.

Voyons d'abord les objections.

M. de Pietra-Santa croit notre plan impraticable. La multiplication des foyers instructeurs, en disséminant les élèves, détruirait, suivant lui, l'unité de l'enseignement, et créerait autant d'écoles antagonistes. Les frais d'installation seraient d'ailleurs considérables.

Ces arguments, comme on peut s'en assurer par la reproduction écrite de nos paroles, ont eu, dans notre improvisation même, leur réfutation anticipée. Notre pensée n'a été qu'incomplétement saisie. En ouvrant plus largement à l'étude les sources cliniques, nous n'avons point entendu, dressant autel contre autel, transformer les hôpitaux en instituts indépendants. La Faculté y trouverait seulement pour ses étudiants des garanties supérieures de savoir pratique. Sa suprématie directoriale serait sauvegardée, accrue même. En effet, le pied qu'elle prendrait forcément dans ces établissements, son contrôle nécessaire des études, ses rapports plus étroits avec des maîtres relevant d'elle par leurs fonctions enseignantes, lui vaudraient un ascendant que les conditions présentes lui dénient.

La rivalité redoutée par M. de Pietra-Santa, si elle devait naître, ne pourrait, à notre avis, qu'engendrer une émulation propice. Mais nulle part on n'en rencontre de germe, les médecins d'hôpitaux n'ayant point entre eux de lien de corporation, et agissant dans leur sphère isolée, individuelle ; leur séjour dans le même établissement étant d'ordinaire peu durable, et les fréquentes migrations des élèves eux-mêmes ne permettant point leur inféodation à un centre unique. S'agirait-il de luttes doctrinales ? Paris, infecté de vitalisme, Montpellier d'organicisme, indiquent assez que le fanatisme du drapeau n'existe plus scientifiquement. Les doctrines de nos jours se sont individualisées.

Quant à la dépense, on sait à quel taux elle peut se réduire. Sous le sens apparent des mots, il faut parfois deviner leur acception réelle. Personne, sans doute, ne supposera qu'en proposant soit de rassembler dans des salles d'étude quelques livres, instruments et appareils, soit de cultiver dans une plate-bande de terrain un certain nombre d'échantillons botaniques, il nous soit venu en idée d'imiter dans nos hôpitaux même la miniature de nos grandes créations nationales.

Une objection plus spécieuse nous a été adressée sous forme de doute par M. Moura. Notre réforme sourit à cet honorable confrère; il appréhende seulement que l'application ne trompe l'espoir qu'elle peut faire naître. Avant leur suppression, en 1850, les écoles militaires offraient à ses yeux un modèle de l'organisation projetée pour les hôpitaux, et cependant les sujets sortants étaient en général, selon lui, inférieurs à ceux de nos facultés. Il en est de même des écoles secondaires, malgré le nombre relativement multiplié des professeurs, leur contact plus immédiat avec les élèves, et la proximité des moyens d'instruction.

Peut être les assertions de M. Moura mériteraient-elles d'être vérifiées. Parmi les jeunes gens formés au Val-de-Grâce ou dans les centres provinciaux, plus d'un, sans contredit, soutiendrait honorablement le parallèle.

Mais en admettant l'exactitude et du fait et de l'assimilation, suffit-il qu'une machine fonctionne pour qu'à l'instant son action devienne le critérium absolu de la valeur de celles qu'une certaine ressemblance en rapproche? L'évolution ne peut-elle dépendre du plus ou moins de perfection des rouages intimes et des mobiles qui les mettent en jeu?

Cette réserve est ici pleinement motivée : il y a dans les institutions citées des éléments qu'on n'utilise point. La manne scientifique s'y dispense par le procédé vulgaire; c'est toujours un orateur qui parle à des auditeurs qui écoutent; des spectateurs qui regardent un opérateur qui agit; un poseur, en un mot, qui, satisfait de capter l'attention, s'épargne la peine de solliciter les efforts ou de s'assurer par des épreuves de leur efficacité. L'absence d'impulsion initiatrice de la part des maîtres explique surabondamment l'avancement tardif des élèves.

On pourrait faire mieux, mais il faudrait innover, et l'idée n'en vient point, ou elle avorte, tant il en coûte pour sortir des ornières suivies et des routines adoptées. Paris, sous ce rapport, contribue sensiblement par la fascination qu'il exerce à l'immobilité des provinces. Nos confrères hésitent devant certaines initiatives, et nous en connaissons qui, avec un talent réel et d'heureuses conditions qui se rencontrent partout, se font une sorte de scrupule d'entreprendre des œuvres utiles qu'ils seraient capables de mener à terme, et dont le progrès s'enrichirait.

Les exemples produits par M. Moura n'ont donc rien de catégorique. Leur portée, quant aux écoles militaires, paraîtra moindre encore si l'on considère que l'entraînement qui décide de la préférence des élèves n'est pas toujours l'indice d'une vocation formelle, ni le gage d'un travail assuré. Ajoutons, par contre, en ce qui concerne les écoles secondaires, qu'en raison de la fréquentation immédiate et suivie des hôpitaux, on observe, chez la plupart de ceux qui y font leurs premières études médicales, une aptitude pratique qui, à part le degré d'instruction, n'est pas sans importance pour leur avenir.

M. Mattei s'est fait l'organe d'une opinion qui n'a pas trouvé dans M. A. Sanson un interprète moins ardent.

Notre plan, superposant en quelque sorte la clinique à toutes les autres branches, veut que l'élève, sitôt inscrit, s'adonne à l'observation des maladies. Pour nos habiles confrères, il y a dans une telle obligation un contre-sens logique. Quelle idée se former des altérations ou de l'action désordonnée d'un organe dont on ne connaît ni la situation, ni la forme, ni la texture, ni les fonctions? La marche naturelle, selon eux, est de commencer par les sciences accessoires, de les approfondir, de s'en *débarrasser*, pour se livrer ensuite, avec plus de profit et sans préoccupation, aux exercices cliniques de l'hôpital.

M. Sanson, surtout, s'appuyant de son expérience personnelle, a fortement insisté sur les succès que cette méthode lui procura dans l'institut préparatoire de la rue de l'Estrapade, dont il eut longtemps la direction. On étudiait tour à tour la chimie, la physique, la botanique, l'anatomie, la physiologie, la chirurgie, la médecine. Les professeurs nombreux, spéciaux, capables, outre leurs leçons, présidaient à d'actives conférences. Par suite, un échec aux examens publics était un événement exceptionnel.

Du reste , réserve prise de cette antériorité scolaire , M. Sanson, comme M. Mattei, approuve entièrement nos vues snr la réformation de l'enseignement dans les hôpitaux.

En général, il faut, se défiant des théories, aller au fond des choses. Dans notre livre, nous avons fait en 1843 l'éloge de l'institut de la rue de l'Estrapade, alors existant. Mais les bienfaits attribués par M. Sanson au mode successif des études, nous en vîmes ailleurs la source; et ses interprétations, en apparence si rationnelles, n'ont point modifié notre opinion. Maintenant, comme autrefois, le succès pour nous résulta d'un travail rendu effectif par une direction éclairée, un contrôle sévère, l'assistance persévérante des maîtres, et des interrogatoires comportant une stimulation féconde.

L'attention, sans ces conditions qui la soutiennent et la guident, s'isolerait en vain sur un sujet unique. Les systèmes ne valent que par leur mise en œuvre. Tel moissonne où un autre eût glané. C'est dans une infirmerie de douze lits qu'un de nos plus célèbres maîtres, dont le nom m'échappe , fit ses immortelles recherches. Il connaissait l'axiome : « *Non numerandæ sed perpendendæ observationes.* »

Notre enseignement primaire atteste énergiquement cette vérité : à une époque peu reculée, on atteignait douze à quinze ans sachant à peine lire et écrire. Aujourd'hui, dans les écoles bien tenues, un enfant de six ans possède, avec des notions variées de géographie, d'histoire, etc., ses principes de grammaire et d'arithmétique. D'où vient cette différence? Ce ne sont ni les maîtres, ni les écoliers qui ont changé, c'est la méthode; elle a substitué à un labeur débile, incertain, une ardeur passionnée, une activité incessante. L'élève, dont les neuf dixièmes des moments restaient inoccupés, fonctionne sans distraction pendant l'entière durée des classes.

Ce mérite d'une application laborieuse ne préjuge rien, il est vrai, quant à la coordination des cours. Voyons pourtant. La clinique, avons-nous dit, remplit seulement la matinée; le reste du jour suffit amplement aux autres branches de l'étude. Le seul risque, dès lors, en fréquentant immédiatement les hôpitaux, serait de n'en pas recueillir tout le profit possible. Mais cette chance même est plus qu'aléatoire.

M. Sanson a invoqué son expérience : nous lui opposerons la nôtre. Pendant notre première année, nous avons assisté avec une rigidité pieuse à toutes les leçons de Dupuytren. Cent vingt lits composaient le service. Sur un égal nombre de fiches, nous avions consigné les circonstances principales des maladies, en même temps que les cas importants étaient l'objet d'observations détaillées, où figuraient invariablement les moindres remarques du maître. Mes autres études souffraient-elles de cet exercice? Mû tant par le besoin d'en étayer mes connaissances pratiques que par l'utilité qu'elles me révélaient sans cesse, je ne les poursuivais au contraire qu'avec une ardeur plus vive, de telle sorte qu'en peu de temps j'avais, tout en cheminant de pair pour les sciences auxiliaires, recueilli un assez précieux butin pathologico-chirurgical. Beaucoup, obéissant au même instinct, ne se sont point repentis d'avoir parcouru la même voie.

La clarté, certes, ne luit pas soudainement. On n'embrasse guère du premier coup d'œil tous les points d'une vaste perspective; mais, pour l'étudiant au début, il suffit que les ténèbres s'affaiblissent insensiblement. M. Sanson s'applaudit de son évolution fragmentaire. N'eût-il pas atteint le but plus vite et mieux en faisant marcher de front l'étude de plusieurs branches ? Ce procédé est profitablement employé par les préparateurs au baccalauréat ; car les problèmes étant rarement simples, le mutuel appui que se prêtent les diverses sciences en facilite généralement la solution. La variété des occupations fait d'ailleurs tolérer la fatigue : l'esprit se délasse de l'une par l'autre.

Le mode successif compromet ces avantages. A mesure aussi qu'on avance dans une spécialité de connaissances, on oublie les matières qui ont précédé, de façon qu'après le cycle achevé des études, on ne sait plus rien du commencement. Cet inconvénient a été si bien senti que, pour prévenir l'abandon complet des parties apprises et contraindre l'élève à revenir fréquemment sur ses pas, on a dû subordonner le droit aux examens à l'acquisition de l'inscription dernière.

Dans l'enseignement régénéré des hôpitaux, on n'aurait ni la crainte de telles éventualités, ni le besoin de telles précautions. L'étude clinique, en favorisant au début la compréhension des autres connaissances, contribuerait plus tard à les entretenir, à les fortifier et à les étendre. Il n'est point en effet de cas morbide qui, soigneusement analysé, à la salle dans ses symptômes et sa marche, à l'amphithéâtre dans ses lésions, à l'officine dans ses remèdes, n'évoque des données essentielles de physique, de chimie, d'anatomie, de physiologie, etc., etc. La médecine, sous ce rapport, est justement le joint à utiliser.

La fantaisie n'a point de part à ce tableau. Toute cause appelle son effet. En voudrait-on une preuve plus directe, notamment à l'égard des commençants sujets du litige ? Qu'on apprécie seulement par la pensée les impressions que recevrait de sa première séance d'hôpital un jeune homme dépourvu même des notions du baccalauréat ès sciences.

Sept heures ont sonné. La visite est au lit d'un malade que nous choisirons pour unique spécimen, afin d'éviter la complication. Arrivé de la veille, il raconte que, s'étant refroidi, il avait éprouvé, le soir du jour précédent, un frisson et du malaise ; qu'à ces accidents avaient succédé, pendant la nuit, une forte réaction fébrile, un point de côté, de l'oppression, des quintes de toux, de l'expectoration. Les symptômes persistaient. La face est vultueuse, animée, la peau chaude ; le pouls fréquent et plein, les crachats légers et sanguinolents.

Dans cet ensemble de phénomènes il n'est assurément rien d'inaccessible à une intelligence vulgaire. La percussion donne une matité relative du côté douloureux, l'auscultation un bruit de crépitation dans une étendue correspondante.

Commentant ces diverses particularités, le médecin conclut à une pleuro-pneumonie.

Voilà pour l'aspirant-novice des mots très-imparfaitement compris. Déjà, pourtant, il a saisi une série de données qu'il ignorait. Il sait que dans la poitrine coexistent deux organes, *plèvre* et *poumon*, susceptibles de s'enflammer ; que l'inflammation reconnaît pour symptômes la douleur d'une part, de l'autre l'engorgement dénoté par la diminution de résonnance thoracique ; que la pleuro-pneumonie, entre autres, fréquemment causée par la suppression de la transpiration cutanée, se caractérise par la succession des signes antérieurement énoncés.

Patience ! le voile se soulèvera davantage. Naguère un malade a succombé à la même affection. On procède, dans la salle des autopsies, à l'exploration des organes. Les poumons, remplissant les cavités pectorales, apparaissent alors environnés des plèvres, qui, se réfléchissant pour former par leur adossement les médiastins, tapissent ensuite l'intérieur des côtes. Au milieu et à gauche se trouve le cœur, s'appuyant comme eux sur le diaphragme. Au-dessus, la trachée artère, se continuant en haut avec le larynx, et se terminant en bas par les bronches, dont les ramifications infinies constituent la trame pulmonaire elle-même.

Sous les yeux, les tissus altérés tranchent aussi avec les tissus sains. Le poumon, d'une texture résistante et dont les cellules remplies d'air le font surnager, est friable et dense, suivant les degrés inflammatoires ; il se déchire et descend au fond de l'eau. Les portions envahies sont noirâtres, rouges, grises. Certains points présentent de la suppuration. La plèvre enfin, injectée, épaissie en quelques endroits, en d'autres est adhérente, couverte d'exsudations membraneuses, et peut contenir de la sérosité et du pus. Que de révélations ! de contrastes ! d'éléments de curiosité et d'induction !

Mais cette moisson scientifique n'est pas terminée. Pour le pneumonique récemment admis, un traitement est prescrit : émissions sanguines, vésicatoires, tisanes et potions. En assistant l'opérateur, le nouvel élève recevra sa première leçon de saignée. On lui fera d'abord distinguer, au pli du coude, les trois veines céphalique, basilique et médiane, puis, au-dessous de l'une d'elles, l'artère dont les blessures ne se ferment point. L'opération lui sera minutieusement décrite, chacune des phases ayant ses règles, ses difficultés, ses périls. Sur quel point appliquer la ligature. La bande doit-elle être flexible ou rigide, large ou étroite, la contriction forte ou légère ? Quelle lancette préférer, à grain d'orge ou d'avoine ? Comment la manier, la nettoyer, la préserver ? Dans quel sens, de quelle façon, à quelle profondeur pratiquer l'ouverture ? Si le jet du sang est rebelle, quelle en est la cause ? et par quel moyen, entre le trou de la peau et celui de la veine, rétablir le parallélisme ? Le patient tombe en défaillance ; quelle attitude imprimer à son corps ? à quel agent diffusible avoir recours pour ranimer ses forces ? Le pansement n'est pas lui-même indifférent, car la petite plaie, si elle s'envenime, peut entraîner des suites fâcheuses.

Toutes ces conditions et beaucoup d'autres motiveront d'indispensables explications , qui saisissent rapidement l'esprit. Mêmes remarques pour les autres parties de la médication, les remèdes ne pouvant être préparés et administrés sans que l'attention ne se fixe sur leur nature, leur composition, leurs propriétés, leurs usages, et que l'on ne pénètre ainsi de plain-pied dans la chimie, la pharmacie et la thérapeutique. L'émétique a été prescrit. L'élève aussitôt voit, manie, sent, goûte cette substance, qui est blanche, sans odeur et d'une saveur âcre ; il sait qu'on la désigne indistinctement sous les noms de *tartre stibié, tartrite antimoine de potasse*, etc. ; qu'elle est soluble dans l'eau et se prend en lavage, en potion, ou dissoute dans du vin ; que, vomitive à faible dose, elle peut, dans des cas déterminés, au lieu de son effet toxique ordinaire, produire, à doses élevées, une action contre-stimulante ; que son emploi enfin se subordonne à des conditions particulières.

Si dans le court espace de deux heures on peut acquérir, comme en se jouant, tant de notions importantes, que ne produirait pas, après six mois, un an, plusieurs années, un tel exercice quotidiennement répété, pour tous les cas et sous les aspects les plus variés ? A qui persuader qu'un savoir multiple, accru ainsi et corroboré sans cesse, doive demeurer stérile et sans influence sur les études didactiques ? Nulle préparation, évidemment, ne serait plus efficace, les leçons n'ayant souvent qu'à remémorer, en les complétant, des données d'avance connues, qu'à développer, rectifier ou sanctionner des principes dont les faits auraient été les premiers initiateurs.

Dans ce travail, d'ailleurs, à force de s'appesantir sur les phénomènes, d'en chercher la signification et la portée, le jugement s'étendrait et s'affermirait. La lecture féconderait la méditation. Il en naîtrait une méthode, un critérium, une force. L'élève affranchi, attendant moins des enseignements du maître que de ses propres efforts, soumettrait à une appréciation rigide les opinions qu'il eût acceptées sans contrôle; ses progrès, dès lors, deviendraient tellement rapides que, longtemps avant le terme fixé par le programme scolaire, il pourrait dignement remplir les fonctions médicales.

III

Cet ordre de réflexions nous amène à la proposition de M. de Pietra-Santa. L'enseignement de la médecine a été depuis dix ans profondément modifié en Toscane. Pour fortifier les connaissances pratiques, on a créé une école de perfectionnement où les élèves, après cinq ans de classes ordinaires, doivent, pendant deux années nouvelles, se consacrer d'une manière spéciale aux exercices cliniques. M. de Pietra-Santa, dont les études se sont faites sous ce système, en juge les résultats excellents, et, sans se prononcer ouvertement, semble croire que son application en France aurait infailliblement les mêmes avantages.

La réforme italienne offre en effet d'incontestables garanties; et peut-être aurait-elle un droit spécial à nos sympathies, eu égard à l'impression flatteuse que, lors de leur publication, nos écrits causèrent à Florence. Elle ne nous semble, toutefois, ni acceptable ni désirable. J'insisterai peu sur l'exécution du projet. On n'approprierait point, sans doute, sans quelques difficultés, un grand centre clinique à sa destination nouvelle; mais le bon vouloir ne craint pas de se mesurer avec les obstacles, et l'argent est l'ancre de salut des entreprises; le bienfait d'ailleurs primerait la dépense.

Le vice radical de l'imitation à laquelle on nous convie consiste à la fois, pour nous, dans son inutilité et sa gravité. « Ce qui nous manque, avons-nous dit, ce ne sont point les moyens de perfectionner nos études médicales, de leur assurer un cachet pratique, de former de véritables cliniciens; nous ne les utilisons pas suffisamment, voilà tout. Quand nous avons des hôpitaux tout faits, des professeurs tout trouvés, on ne voit point pourquoi on devrait sacrifier ces mines si riches à une création superfétative qui ne porterait de fruit elle-même qu'à la condition d'admettre le travail sérieusement et méthodiquement organisé dont nous avons démontré l'urgence. »

D'autre part, la combinaison toscane étend à sept années le cercle des études.

Le pays s'accommode de ce régime sous l'empire de causes qu'il ne serait pas sans intérêt de rechercher. Mais, en France, on ne subirait pas sans impatience une aggravation qui doublerait, avec la prolongation scolaire, la somme des sacrifices. L'art est long, l'expérience douteuse; mais la vie aussi est brève, et l'on ne saurait la passer tout entière sur les bancs. N'est-ce donc rien que ces quatre années du plus bel âge consumées dans la science, alors que déjà se dressent au seuil du portique les deux baccalauréats ? De quelle carrière exige-t-on davantage? et le fardeau des familles ne semble-t-il pas assez lourd ?

L'inopportunité, d'ailleurs, est flagrante. Malgré les vœux réitérés de l'opinion médicale, on hésite à supprimer les officiers de santé par crainte de ne pouvoir remplir les cadres du doctorat. Que serait-ce si, au lieu d'une année qu'on refuse, on en devait accorder quatre! Combien de jeunes gens renonceraient à une vocation si dispendieuse!

Le génie ne consiste pas à disproportionner les forces aux résultats. Décréter des examens nombreux et sévères ou un allongement immodéré d'études est un procédé commode, qui dispense des soucis de la réflexion. Si néanmoins il était possible d'arriver à mieux sans recourir à ces expédients onéreux et d'une commination souvent stérile, cette solution ne serait-elle pas plus intelligente, plus économique et plus charitable?

Tel est l'idéal auquel nous avons tendu et que nous croyons avoir atteint en suscitant une ardeur soutenue, fructueuse, morale, qui enlève aux examens leurs épines et, permettant de circonscrire l'enseignement dans des limites raisonnables, en facilite l'accès à ces modestes fortunes d'où sortent d'ordinaire des sujets vigoureusement doués sous le rapport de la virilité intellectuelle et de l'opiniâtreté laborieuse.

Favoriser le travail, l'environner d'attraits pour qu'il devienne un plaisir et une passion, là gît exclusivement la base de la réforme. Or, le projet indiqué par M. de Pietra-Santa, loin de provoquer l'émulation, en tuerait plutôt le germe par l'énervement de la spontanéité. La fable du lièvre est une vérité universelle et constante. Quand le but se perd dans un horizon vague et qu'on se croit du temps pour franchir la distance, on ne se presse pas, on s'apathise. Comment une perspective mortelle de sept années n'engendrerait-elle pas cet allanguissement, susceptible plus tard de s'étendre à la pratique elle-même et d'en paralyser les enseignements? *Est modus in rebus.*

La conception de M. Bourguignon s'éloigne également

des i ées de M. de Pietra-Santa et de nos propres vues. Il ne demande point, comme celui-ci, un surcroît d'années d'é-tudes, et ne s'occupe pas davantage du mode instructeur dont nous avons établi l'opportunité. Embrassant la quest on sous son aspect scientifique, notre savant confrère, après avoir théoriquement déterminé les objets des connaissances, s'appuie sur ces données pour ordonner les cours, puis il indique subsidiairement le plan d'un établissement modèle où ce programme serait rigoureusement pratiqué.

Trouvant trop restreint le nombre des chaires, M. Bourguignon propose de l'accroître en proportion des branches importantes qui ne sont point aujourd'hui représentées. La plupart des cours se font, en outre, d'une manière incomplète. Afin de prévenir cet abus, cause majeure de l'impuissance de la Faculté, M. Bourguignon voudrait, de plus, qu'on traçât à chacun d'eux un cercle rigide, une place invariable, de manière que l'un n'empêchât point la fréquentation de l'autre et que la série des matières fût intégralement exposée.

Quant à l'établissement, il se composerait d'un vaste quadrilatère, muni à son intérieur de tous les moyens nécessaires à l'enseignement : amphithéâtre, musée, bibliothèque, jardin botanique, officine, etc., et flanqué à ses angles de quatre grands hôpitaux, renfermant tous les genres de maladies. La dépense serait énorme : une soixantaine de millions ; mais, dit M. Bourguignon, pour combien d'intérêts moins précieux que la santé publique sacrifie-t-on des sommes plus fortes encore ?

Cet aperçu montre la direction d'idées à laquelle obéit l'auteur. En vrai réformateur, il s'est, suivant son expression, placé dans l'absolu, édifiant en plaine rase, et laissant à ceux qu'il sollicite à l'imiter le soin d'aplanir les obstacles. Les facilités que procurerait un théâtre concentrant tout sous la main seraient grandes sans doute et de nature à concilier les sympathies; mais, outre les difficultés d'emplacement et d'argent, il faudrait bouleverser toutes les conditions existantes, école, professeurs, hôpitaux, etc., et il est douteux qu'il se rencontre une administration assez résolue pour entreprendre une transformation si radicale.

Notre solution, d'ailleurs, indique la réforme là où M. Bourguignon ne l'a pas entrevue, non dans les moyens, mais dans l'effectivité du travail. A quoi servirait à un ouvrier la possession d'outils dont il négligerait de se servir?

Parmi les cours trop multipliés peut-être que demande M. Bourguignon, plusieurs, ceux de médecine comparée, d'affections syphilitiques et d'aliénation mentale, ont figuré dans notre programme. Il en est un surtout dont l'absence nous a paru très-regrettable, et qui, sous le titre de *Cours d'éducation morale et professionnelle*, consisterait à tracer au jeune praticien sa ligne de conduite dans les mille situations délicates que crée l'exercice de la médecine à l'égard des malades, des familles, des confrères et de l'autorité.

Dans son précieux ouvrage, *De la déontologie médicale*, M. Max Simon a parfaitement mis en relief les divers points de vue de notre combinaison. Toutefois, par une bizarre inconséquence, l'éminent écrivain conteste, on ne sait pourquoi, qu'il soit possible d'enseigner publiquement ce qu'il a si brillamment exposé. Fallait-il donc se donner tant de peine pour s'interdire à soi-même la plus belle chance d'utilité et de retentissement, dévoiler la lumière pour la voiler plus profondément, et borner son ambition à dormir sur les rayons d'honnêtes praticiens, convertis par avance à vos conseils, au lieu de vivifier, par une expansive diffusion scolaire, toutes les consciences médicales?

Au surplus, ni l'augmentation ni l'agencement symétrique des cours, malgré leur haute convenance, ne seraient, dans les conditions par nous posées, une nécessité indispensable. Un esprit rompu par une méditation constante aux tâches ardues et aux problèmes difficiles saurait, en cas de besoin, parer à quelques insuffisances. Le sérieux du caractère puisé dans l'habitude des pensées graves et la pratique assidue du dévouement au lit des malades concourrait de même à développer un instinct supérieur qui tiendrait lieu, quant à l'éducation morale, des notions orales les plus éloquentes.

En somme, notre plan de réforme, loin d'être ébranlé dans les épreuves, nous paraît s'y être affermi et illuminé. Le congrès médical, par ses incertitudes, en fit pour nous ressortir indirectement la justesse. Le projet ministériel et ses applications nous en montrèrent également l'opportunité. Sa valeur, à nos yeux, fut rendue surtout évidente quand, pour échapper aux conséquences qui pressaient certaines volontés dominantes, on se hâta de lui opposer les examens de bout d'année et des exigences plus sévères pour les examens définitifs.

Enfin, sauf erreur, il aurait reçu un dernier baptême dans la société du Panthéon, les débats ayant, malgré l'autorité des contradicteurs, établi sa force de résistance aux objections et sa supériorité pratique sur les combinaisons parallèles.

Quels obstacles pourrait-on prévoir ? L'organisation de l'enseignement dans les hôpitaux, simple et facile, n'a besoin que d'être voulue pour être réalisée. Sans froisser aucun intérêt, elle améliore toutes les conditions. L'école n'est point menacée ; elle grandit, en se transformant, dans ses cours et son agrégation ; sa puissance d'action s'étend d'une manière toute nouvelle aux hôpitaux mêmes. Les élèves croissent en application et en savoir. Vierges de mauvaises inclinations, on leur ôte l'idée d'en prendre ; la tentation leur échappe ; ils conservent avec leurs scrupules toute leur sève intellectuelle. Les médecins, sortant de l'obscurité, soustraits à la nonchalance, progressent avec eux dans une collaboration féconde ; les services s'améliorent ; le malade, mieux observé, a plus de chances de guérison, la science un avenir plus large, la société de puissants avantages, la civilisation de meilleures assises.

Notre conviction est pleine et entière. Que n'avons-nous le don de la persuasion ? Nul ne pourrait méconnaître que l'organisation par nous indiquée est une de ces mesures pacifiquement progressives, de tous acceptables, qui doit honorer sans inconvénient et sans péril l'initiative officielle des gouvernements. Née d'une méditation sans arrière-pensée, poursuivant le succès désintéressé d'une idée juste et bienfaisante, elle se sépare ainsi de ces projets hâtivement conçus, issus parfois de combinaisons égoïstes, et qui, trop souvent à remanier, dénotent la versatilité et l'impuissance là où ne devraient apparaître que la fixité des vues et la fécondité des résultats.

La modification dont il s'agit peut ne sembler qu'un point dans la masse des grands intérêts publics, mais, en réalité, la question est considérable ; car la médecine touche à tout : la civilisation n'a pas de propagateur plus actif. Appuyée sur la charité et la science, relevant de la philosophie et de la morale, sans limites dans ses bienfaits et ses conquêtes, elle montre aux souverains et aux hommes d'État, dans des réformes aussi profitables et aussi simples que celle que nous proposons, le chemin facile d'une honorable popularité. Si la force assure la docilité par la crainte, les créations utiles et généreuses conquièrent seules une admiration reconnaissante : l'amour est plus fort que la guerre.

Paris. — Imprimerie J. Voisvenel rue du Croissant, 16.